AF602500

MINISTÈRE DE L'INTÉRIEUR ET DES CULTES

LABORATOIRE

DU

COMITÉ CONSULTATIF D'HYGIÈNE PUBLIQUE DE FRANCE

ANALYSE DES EAUX

DESTINÉES A L'ALIMENTATION PUBLIQUE

MÉTHODES ET PROCÉDÉS

EMPLOYÉS PAR LE LABORATOIRE

Directeur : M. le Dr G. Pouchet,

Professeur à la Faculté de médecine, membre de l'Académie de médecine et du Comité consultatif d'hygiène publique de France.

Chef de laboratoire : M. Ed. Bonjean.

(Boulevard Montparnasse, 52, à Paris).

ANALYSE DES EAUX.

MÉTHODES ET PROCÉDÉS DU LABORATOIRE DU COMITÉ CONSULTATIF D'HYGIÈNE PUBLIQUE.

PRÉLÈVEMENTS DES ÉCHANTILLONS — RENSEIGNEMENTS — ANALYSE CHIMIQUE — EXAMEN MICROGRAPHIQUE — EXAMEN BACTÉRIOLOGIQUE — EXPÉRIMENTATION PHYSIOLOGIQUE.

L'examen de la valeur hygiénique d'une eau d'alimentation comprend les opérations suivantes:

I. — Prélèvements des échantillons destinés aux examens bactériologique, micrographique et à l'analyse chimique.

II. — Renseignements géologiques, météorologiques, sanitaires, etc., etc.

III. — Analyse chimique.

IV. — Examen micrographique.

V. — Examen bactériologique et expérimentation physiologique.

VI. — Discussion et interprétation des résultats.

Prélèvements des échantillons destinés aux analyses.

1. — *Précautions locales préliminaires.*

Ces premières opérations qui sont la base des analyses doivent être effectuées non seulement avec tous les soins voulus et conformément aux conditions que nous allons indiquer, mais encore avec intelligence et réflexion. Le but qu'il faut atteindre est de remettre au laboratoire dans lequel les analyses doivent être effectuées des échantillons de l'eau telle qu'elle est ou telle qu'elle doit être consommée. Il faut bien tenir compte que si l'analyse chimique est relativement peu sensible aux altérations accidentelles, l'examen bactériologique, au contraire, est un réactif certain d'une très grande sensibilité, mais par contre très impressionnable, suivant les conditions dans lesquelles sont effectués les prélèvements des échantillons destinés à cet examen.

Les prélèvements des échantillons doivent être précédés de dispositions préparatoires judicieuses dont on ne peut juger de l'opportunité que d'après la connaissance des lieux. D'une façon générale l'on peut dire qu'il faut avoir le soin de :

garantir l'eau plusieurs jours avant les prélèvements de toute contamination accidentelle ou volontaire (lavage de linge, abreuvage des animaux, dépôts ou projections d'immondices ou de matières fécales, baignade, etc., etc.) ;

assurer l'écoulement et le renouvellement normal de l'eau ;

éviter toute introduction ou manipulations d'objets ou de matériaux dans l'eau qui doit être prélevée (échelle, seau, planches, etc., etc.).

S'il s'agit d'un puits, d'un puits instantané, d'un forage, pomper le plus longtemps possible, plusieurs jours avant, jusqu'au moment du prélèvement, afin de changer l'eau qui a pu être en contact avec des murs nouvellement maçonnés, des tuyaux d'aspiration et des matériaux de toutes sortes nécessités pour l'aménagement du puits. S'il s'agit d'une canalisation, y faire circuler l'eau, afin de ne pas prélever celle qui a séjourné dans les tuyaux ; s'il s'agit d'eaux superficielles, lacs, cours d'eau, bassins, réservoirs, tranchées, etc..., éviter de recueillir des eaux de la surface, qui sont toujours très chargées de corps étrangers, matières organiques, poussières atmosphériques ; éviter également de mettre en suspension autant que possible les dépôts du fond ou des bords.

La personne chargée des prélèvements est obligée généralement de lutter contre le zèle des assistants éventuels qui s'efforcent à lui faciliter la tâche, sans se soucier des altérations qu'ils peuvent faire subir inconsciemment à l'eau qui doit être prélevée.

Enfin, au moment du prélèvement, empêcher autant que possible l'approche du lieu où l'eau doit être prélevée, afin d'éviter les éboulements de terre contaminée, la production des poussières, l'introduction des mains ou de corps étrangers non stérilisés, etc.

Il est impossible de préciser toutes les conditions préliminaires qui sont inhérentes à chaque cas. C'est l'opérateur qui est le seul juge de prendre les dispositions les plus favorables à la bonne exécution de ces prélèvements.

Ces opérations de prélèvements des échantillons d'eaux destinés aux analyses se font couramment, et les pharmaciens, que l'habitude des manipulations désigne tout naturellement à cet effet, sont généralement appelés à y procéder par les municipalités de leur région; nous ne saurions trop appeler leur attention sur l'observation de ces indications préliminaires.

On effectue ensuite les prises des échantillons, en se conformant rigoureusement aux conditions suivantes ou à des conditions analogues répondant aux mêmes besoins et au même but, en commençant par les prélèvements des échantillons destinés à l'examen bactériologique et dans l'ordre suivant, afin d'éviter les contaminations accidentelles, même les plus insignifiantes, de l'eau qui doit être soumise aux analyses (1).

2. — *Prise d'échantillons pour l'analyse microbiologique.*

Pour ce genre de recherches, on doit toujours prélever des échantillons de deux façons différentes, eu usant rigoureusement des précautions suivantes :

1° **Tubes.** — On choisit un tube en verre vert, de 6 à 8 millimètres de diamètre intérieur et de 2 à 2,5 millimètres d'épaisseur, et on l'étire à la lampe d'émailleur en fragments de 20 centimètres de longueur, en prenant soin de donner à l'effilure de chaque extrémité une longueur de 5 centimètres et de la faire assez épaisse, ce qui est facile, en choisissant une canne de verre vert des dimensions indiquées plus haut.

On ferme complètement une des extrémités près le tube et on laisse l'autre librement ouverte à l'air extérieur; on place le tube (qui possède alors une longueur de 25 centimètres environ) dans

(1) A ce moment il y a encore certaines difficultés pratiques qui se présentent suivant qu'on peut recueillir l'eau directement dans les récipients stérilisés ou qu'on est obligé d'employer un vase intermédiaire, vase qui devra toujours être stérilisé, ou suivant que l'eau est facilement ou difficilement accessible. Les flacons stérilisés peuvent rendre de grands services en ce dernier cas : on fixe une masse de plomb au-dessous d'une de ces fioles au moyen d'une armature métallique que l'on peut flamber, on descend le tout à l'aide d'une ficelle ou mieux d'une chaînette métallique flambée lorsque l'eau est à une profondeur pratiquement inaccessible (puits), ou on projette le tout lorsque la nappe est éloignée (abîmes, gouffres, étangs, etc.). On retire chaque fiole avec soin en évitant de toucher les bords; on flambe le goulot et le bouchon, et on prélève les tubes dans ces flacons, en chauffant fortement la *pointe* de ces tubes et les plongeant rapidement dans l'eau, ce qui amène la rupture de l'effilure et le remplissage du tube. On se sert encore plus facilement et avantageusement de ces flacons lorsqu'il s'agit de prélever l'eau au robinet d'une canalisation ou à un écoulement quelconque. Dans ce cas, il faut avoir le soin de flamber le robinet ou l'extrémité du tuyau d'écoulement avant de procéder à la prise des échantillons.

une gouttière en toile métallique (ou en clinquant) ayant la même longueur que ce tube, et on chauffe au rouge, sur toute la longueur en même temps, à l'aide d'une grille à gaz ou de charbons incandescents.

Lorsque tout le tube est ainsi chauffé au rouge sombre, on ferme au chalumeau l'effilure laissée ouverte et on abandonne au refroidissement. On a ainsi obtenu un récipient partiellement vide d'air, en raison de la dilatation du gaz à la température à laquelle le tube a été porté, et absolument stérilisé.

Pour prélever l'échantillon, on trace un trait avec le couteau à verre ou une lame de bon acier aiguisée sur l'une des effilures, on la passe à plusieurs reprises dans la flamme d'une lampe à alcool, on la plonge dans l'eau à analyser à quelques centimètres au-dessous de la surface libre, et on brise la pointe à l'endroit du trait, à l'aide d'une pince flambée dans la flamme de la lampe à alcool, avant de la plonger dans l'eau.

La pointe une fois brisée, l'eau se précipite dans le tube pour occuper le vide partiel ; et il ne reste plus qu'à retirer ce tube de l'eau avec précaution, et à fermer l'effilure ouverte en la faisant fondre dans la flamme de la lampe à alcool.

La lampe à alcool et l'appareil insufflateur du thermocautère de Paquelin, aujourd'hui si répandus, mais surtout la lampe à souder des plombiers, sont extrêmement commodes pour ce genre d'opérations ; ils constituent un chalumeau portatif.

2° **Flacons**. — Il y a deux procédés pour stériliser les fioles en verre blanc de 150 centimètres cubes de capacité, bouchant exactement à l'émeri, qui doivent servir à ces prélèvements. Le procédé de choix consiste à préparer ces flacons au laboratoire en les chauffant au four à flamber, pendant deux heures, à 150 degrés. L'autre procédé applicable sur place ne doit être employé que dans le cas où la stérilisation par la chaleur est irréalisable.

Dans ce cas, les fioles sont lavées d'abord à l'acide sulfurique à 66° Baumé. Il faut avoir bien soin de mettre chaque point de la surface intérieure de la fiole en contact avec l'acide et de l'y laisser séjourner quelque temps pour être parfaitement sûr de la destruction complète de tout germe : 20 à 25 centimètres cubes d'acide sulfurique du commerce sont largement suffisants pour une fiole de la contenance indiquée.

Après quelques minutes de séjour de l'acide, on vide la fiole et on la rince au moins une dizaine de fois de suite avec l'eau dont il s'agit de prélever un échantillon, en ayant soin de ne pas mélanger l'acide, même dilué, à l'eau qui devra être prélevée pour l'analyse.

On remplit alors complètement la fiole avec l'eau à analyser, et on la bouche en ayant soin de passer au préalable, à plusieurs reprises, le bouchon à l'émeri dans la flamme d'une lampe à alcool. Lorsque l'on doit plonger le flacon dans l'eau pour le remplir, on se sert d'une longue pince à extrémités arrondies, de façon à serrer le goulot et à maintenir solidement la fiole le plus profondément possible sous l'eau. Bien entendu, on flambera la pince avant chaque opération.

Le bouchon sera fixé sur le flacon au moyen d'une peau ou de parchemin ficelé autour du goulot.

Il est nécessaire de prélever trois flacons et autant de tubes pour chaque eau à examiner.

Les tubes et les flacons devront être ensuite soigneusement étiquetés de façon à ne pas commettre d'erreurs ; les trois tubes enroulés de papier sont introduits dans un mince étui en fer blanc, de même chaque flacon; les étuis seront placés, au milieu de sciure de bois, dans une caisse à doubles parois dont l'intervalle des parois sera rempli d'un mélange de glace concassée (au moins 10 kilos) et de sciure.

Dans ces conditions la température ne s'abaissera jamais assez pour congeler l'eau, ce qui amènerait la rupture du récipient.

Un emballage soigneusement exécuté permet d'envoyer à de très grandes distances des échantillons d'eau qui peuvent alors être soumis à l'analyse bactériologique dans des conditions presque semblables à celles que pourrait réaliser leur mise en œuvre sur le lieu même du prélèvement.

Dans tous les cas, l'envoi devra se faire par grande vitesse et dans le plus bref délai possible après la prise d'échantillons.

Il est préférable d'effectuer la préparation des récipients stérilisés dans les laboratoires chargés d'effectuer les analyses. Ce matériel s'expédie facilement.

C'est ainsi que procède le laboratoire du Comité consultatif d'hygiène publique de France, qui tient à la disposition des municipalités dans lesquelles on ne pourrait trouver une personne suffisamment exercée aux manipulations indiquées des tubes et des flacons stérilisés à l'avance et qu'il ne reste plus qu'à remplir en suivant strictement les précautions relatées précédemment.

3. — *Prise d'échantillon pour l'analyse chimique.*

L'eau doit être recueillie dans des récipients incapables de faire subir une altération quelconque à la nature et à la quantité des éléments chimiques pendant le séjour nécessaire aux analyses.

Il faut se servir de bouteilles de verre de un ou deux litres, bouchant exactement à l'émeri ou à l'aide d'un bon bouchon de liège neuf.

Il faudra rejeter absolument, pour prendre les échantillons, tout vase ou bouteille dont le verre ne serait pas tout à fait limpide et dont on ne pourrait pas constater *de visu* l'état de parfaite propreté.

On ne doit se servir que de bons bouchons neufs et bien lavés dans l'eau où l'on a puisé l'échantillon.

On remplit d'abord complètement la bouteille avec l'eau, on la vide, on la rince une ou deux fois avec cette eau, on la remplit enfin jusque près du bouchon et on la bouche solidement.

Il est nécessaire de prélever dix litres d'eau pour l'analyse chimique et de ne pas réunir ces dix litres en un seul vase ; le mieux est de remplir dix bouteilles d'un litre.

4. — *Observations complémentaires.*

On prend la température de l'eau et la température extérieure, on observe si cette eau dégage des gaz à son libre contact avec l'air, et l'on juge approximativement, par l'odorat ou par d'autres moyens appropriés, la nature de ces gaz (acide carbonique, hydrogène sulfuré, méthane, etc.), si elle abandonne des dépôts ferrugineux, crétacés, séléniteux.

Dans une enquête approfondie sur la pollution d'une eau par des communications souterraines telles que la pollution des sources dites « vauclusiennes » par des eaux superficielles contaminées, des charniers, des fosses d'aisances, des puisards, des lavoirs, des purins, des liquides résiduaires de toutes sortes, on fera usage quelquefois avec succès de la solution sodique de fluorescéine qui, projetée dans l'endroit suspect, pourra colorer, au bout d'un temps dépendant des facilités des communications, l'eau qui fait l'objet de l'enquête.

II. Renseignements.

On relève les différentes observations que l'on peut faire sur place, et dont certaines rentrent dans le cadre du questionnaire destiné à instruire les projets d'amenée d'eau et faisant partie de la circulaire ministérielle du 23 juillet 1892 (1).

Les rapports étroits 1° de la géologie avec la constitution chimique d'une eau, 2° de la salubrité du lieu ou des environs du lieu où elle se trouve située avec la valeur hygiénique de cette eau, 3° de la qualité des eaux avec l'état sanitaire des agglomérations qu'elles alimentent, font aisément comprendre l'utilité de ces renseignements.

Des discordances apparentes existant entre les résultats des recherches chimique et bactériologique sont souvent expliquées par l'indication de la provenance de l'eau. Par exemple, la présence d'une grande quantité de matières organiques, d'azote ammoniacal et organique, de chlorure de sodium, opposés à des résultats bactériologiques remarquablement bons deviennent absolument concordants si l'eau provient de nappes artésiennes très profondes, de forages à sol ou sous-sol schisteux, marécageux ou tourbeux.

De même, certains renseignements faisant connaître la façon défectueuse dont les échantillons ont été prélevés peuvent éviter l'entreprise d'analyses longues et délicates dont les résultats ne sauraient avoir aucune valeur exacte.

III. Analyse chimique.

Dès que les échantillons sont reçus dans de bonnes conditions au laboratoire, on doit mettre immédiatement les analyses en cours d'exécution.

On commence l'analyse chimique par les recherches et dosages des produits les plus altérables qui sont les suivants :

Matière organique. — (Par l'évaluation de la quantité d'oxygène absorbé par la matière organique dans les solutions acide et alcaline de permanganate de potassium.)

Oxygène dissous.
Ammoniaque et sels ammoniacaux.
Azote organique.
Nitrites.
Nitrates.

(1) G. Pouchet. *Eaux potables. Projets d'alimentation des villes ou communes : programme d'instruction. Recueil des travaux du Comité consultatif d'hygiène publique* t. XXII (1892), p. 142.

On recherche et dose ensuite les produits fixes :

Résidu à 110 degrés.
Résidu après calcination.
Résidu après calcination et reprise par le carbonate d'ammoniaque.

On en déduit la perte au rouge.

On dose par pesée ou volumétriquement, suivant les cas :

Silice.
Oxyde de fer et alumine.
Chaux.
Magnésie.
Acide sulfurique.
Chlore.
Acide carbonique.
Acide phosphorique.

Et finalement on détermine :

Degré hydrotimétrique total.
Degré hydrotimétrique permanent.
Degré alcalimétrique direct.

Quelquefois l'on est conduit à doser la potasse et la soude.

Évaluation de la matière organique dans les eaux potables. — Nous avons fait connaître dans une étude précédemment publiée (1) l'historique de la question, ce qu'il fallait entendre par matière organique des eaux, l'importance et la signification qu'on devait y attacher, les origines de cette matière organique, les procédés d'évaluation, les résultats obtenus après l'introduction de principes définis ou de produits d'origines connues, enfin la conclusion expérimentale.

L'évaluation de la matière organique repose sur les principes suivants :

Lorsque l'on additionne l'eau renfermant des matières organiques en dissolution ou en suspension d'une petite quantité de permanganate de potassium, à froid, ou plus rapidement à chaud, on voit la coloration disparaître et faire place à un dépôt brun d'oxyde de

---

(1) G. Pouchet et Ed. Bonjean. — Étude de la matière organique des eaux potables. *Recueil des travaux du Comité consultatif*, t. XXVII (1897), p. 114.

manganèse, dont la constitution peut être très variable, mais où domine généralement le sesquioxyde brun Mn^2O^3.

Si l'on dissout ce précipité dans de l'acide sulfurique et si l'on fait un essai absolument comparatif avec une solution de permanganate dans l'eau exempte de matières organiques, on constate que le permanganate a perdu son oxygène et s'est transformé d'après l'équation suivante :

$$\text{Matière organique} + Aq + 2\,MnO^4K + 3\,SO^4H^2 =$$
$$= K^2SO^4 + 2MnSO^4 + 3H^2O + Aq + 5O \text{ consommé par matière organique.}$$

On remarque également que certaines matières organiques enlèvent plus d'oxygène au permanganate en solution acide qu'en solution alcaline, tandis que d'autres agissent en sens inverse.

C'est sur cette réaction d'une part, et, d'autre part, sur la connaissance du fait précédent, qu'est basé le procédé employé pour évaluer approximativement, mais surtout comparativement, la quantité de matières organiques que renferment les eaux potables.

Le type de matière organique définie que nous adoptons pour exprimer les résultats fournis par le dosage de l'oxygène emprunté au permanganate de potassium est l'acide oxalique cristallisé, qui possède une composition, une constitution fixe et bien définie, et qui a la propriété de s'oxyder facilement et totalement sous l'action du permanganate de potassium, d'après l'équation:

$$C^2O^4H^2, 2H^2O + O = 2CO^2 + 3H^2O.$$

Or, nous avons vu que 2 molécules de permanganate sont susceptibles de donner 5 molécules d'oxygène, c'est-à-dire d'oxyder 5 molécules d'acide oxalique :

$$2MnO^4K + 3SO^4H^2 + 5C^2O^4H^2, 2H^2O = 10\,CO^2$$
$$+ 18H^2O + 2MnSO^4 + K^2SO^4.$$

En calculant d'après cette équation, on trouve que:

1 gramme de permanganate de potassium peut fournir 0 gr. 2533 d'oxygène capable d'oxyder 1 gr.994 d'acide oxalique.

Nous avons adopté dans la pratique la solution à 0 gr. 5 de permanganate par litre.

1 centimètre cube de cette solution correspond à 0 gr. 1266 d'oxygène et à 0 gr. 997 d'acide oxalique cristallisé.

La solution de permanganate est titrée exactement au moyen d'une solution exacte d'acide oxalique qu'il est facile de faire en partant d'acide oxalique pur cristallisé et de vérifier pondéralement en le transformant en oxalate et finalement en carbonate de chaux.

Les dosages demandent à être effectués avec le plus grand soin et le plus rigoureusement possible dans les mêmes conditions. On devra éviter l'introduction des poussières pendant tout le cours des opérations, n'employer que des vases absolument propres et rincés avec de l'eau distillée purement et fraîchement préparée.

C'est un procédé d'analyse très délicat, en raison des solutions diluées avec lesquelles on opère et de la petite quantité de matière organique généralement contenue dans l'eau. D'ailleurs, dans les analyses d'eau toutes les déterminations sont délicates à effectuer et exigent beaucoup de soins et d'habileté de la part de celui qui les effectue.

Chaque essai nécessite quatre fioles coniques en verre de Bohême ainsi réparties :

Deux fioles pour l'évaluation des matières organiques en solution acide ;

Deux fioles pour l'évaluation des matières organiques en solution alcaline.

1° *Solution acide.* — On introduit 100 centimètres cubes de l'eau à essayer dans une fiole et 50 centimètres cubes dans la seconde.

On acidifie les 100 centimètres cubes au moyen de 10 centimètres cubes d'acide sulfurique au quart et les 50 centimètres cubes au moyen de 5 centimètres cubes du même acide.

2° *Solution alcaline.* — On introduit également d'une part 100 centimètres cubes, de l'autre, 50 centimètres cubes de la même eau dans deux fioles qui, cette fois, sont rendues alcalines par 10 centimètres cubes et 5 centimètres cubes d'une solution de bicarbonate de soude saturée.

On introduit dans chaque fiole exactement 10 centimètres cubes de permanganate de potassium à 0 gr. 50 p. 1.000.

Les quatre fioles sont alors portées à l'ébullition ménagée pendant 10 minutes.

On laisse refroidir ; les deux épreuves alcalines sont rendues acides en vue du titrage par 20 centimètres cubes et 10 centimètres cubes d'acide sulfurique dilué volume à volume.

Chaque épreuve est alors successivement additionnée exactement de 10 centimètres cubes de sulfate ferreux ammoniacal (solution à 10 grammes par litre + 10 grammes d'acide sulfurique).

On revient immédiatement à la teinte rose faible en laissant tomber du permanganate à 0 gr. 5 pour 1.000 placé dans une burette graduée.

La différence volumétrique de permanganate, trouvée entre une épreuve de 100 centimètres cubes et celle de 50 centimètres cubes qui lui correspond, représente l'oxygène, consommé par la matière organique, de 50 centimètres cubes d'eau :

Comme cette solution de permanganate est titrée, on sait que 1 centimètre cube = 0 mg. 1266. d'oxygène ou 0 mg. 997 d'acide oxalique cristallisé $C^2O^4H^2 + 2H^2O$.

Il est donc facile d'établir la quantité d'oxygène consommé par 1 litre d'eau ou la quantité correspondante d'acide oxalique en multipliant ce chiffre par 20.

Les chiffres de matières organiques exprimés par des quantités d'oxygène inférieures à 1 milligramme n'ont aucune signification, si ce n'est que l'eau renferme une très petite quantité de matière organique.

Les produits définis d'origine végétale, tels que sucre cristallisé, glucose, dextrine, acide tartrique et les macérations de produits végétaux absorbent d'une façon constante bien plus d'oxygène en solution acide qu'en solution alcaline. Certains produits organiques d'origine animale ont peu d'action sur le permanganate de potasse en solution acide ou en solution alcaline. Telles l'urée et l'albumine d'œuf : une solution renfermant 1 *gramme* d'urée par litre absorbe à peine d'oxygène en solution acide et peu en solution alcaline. L'inverse a lieu pour l'albumine d'œuf.

Ce fait n'a pas lieu de nous surprendre pour l'urée.

Nous savons que cette substance, incapable de s'oxyder, s'unit aux éléments de l'eau pour se transformer en carbonate d'ammoniaque, qui, sous l'influence de l'ébullition en présence d'acide sulfurique ou de bicarbonate de soude, se décompose ou se volatilise.

L'urine, les matières fécales, les produits de putréfaction des matières albuminoïdes, absorbent, d'une façon constante, une plus grande quantité d'oxygène en solution alcaline qu'en solution acide.

Le purin frais, en raison de la grande proportion de matière organique végétale en dissolution, est plus attaqué en solution acide qu'en solution alcaline. La réaction inverse a lieu dès que la putréfaction vient transformer ces produits.

Enfin les eaux de lavage de terres contaminées par des déjections alvines et des fumiers, les eaux de lavage de linges souillés, ont aussi une action sur le permanganate plus grande en solution alcaline qu'en solution acide.

Ces faits sont très intéressants, et, sans y attacher une valeur absolue, ils contribuent à fournir pour les conclusions des analyses un élément important d'appréciation, que viennent corroborer les autres résultats fournis tant par l'analyse chimique que par l'examen bactériologique.

La conclusion restreinte que l'on peut dégager de ces faits est la suivante :

Lorsque les chiffres d'oxygène consommé par la matière organique contenue dans 1 litre d'eau (chiffres déterminés par le procédé précédemment indiqué) dépassent 1 milligramme, et que ce chiffre est plus élevé en solution alcaline qu'en solution acide, on doit tenir pour suspecte la matière organique contenue dans l'eau analysée.

Nous le répétons, cette conclusion n'est pas absolue et doit être interprétée sous la réserve des autres résultats fournis tant par l'analyse chimique que par l'examen bactériologique. Elle est confirmée quatre-vingt-cinq fois sur cent.

Oxygène dissous. — Ce procédé repose sur la détermination de la quantité d'hydrate ferreux oxydé par l'oxygène dissous dans un volume déterminé d'eau.

On utilise les solutions suivantes :

I. Solution de sulfate ferreux ammoniacal :

Sulfate ferreux ammoniacal......	20 grammes,
Acide sulfurique...............	20 grammes,
Eau distillée, Q. S. pour faire.....	1.000 cent. cubes.

II. Solution titrée de permanganate de potassium (la même que celle employée pour la matière organique) à 0 gr. 500 de MnO^4K par litre. Un centimètre cube de cette solution correspond à 0 mg. 125 d'oxygène disponible.

III. Lessive de soude.

IV. Acide sulfurique au quart et à 66° Baumé.

On emploie une pipette à double robinet supérieur et inférieur, dont on connaît exactement le volume V intérieur, qui doit être de 108 à 110 centimètres cubes. Un petit entonnoir de 5 à 6 centimètres cubes de capacité surmonte le robinet supérieur. La tige du robinet inférieur doit être assez longue pour plonger au fond d'une fiole conique en verre de Bohême.

On remplit cette pipette en la plongeant dans l'eau à analyser ou par aspiration, le départ d'oxygène par la dépression nécessaire à cet effet étant absolument négligeable.

On ferme les robinets et enlève l'eau qui peut être contenue dans l'entonnoir et la tige inférieure en l'aspirant avec du papier buvard. On dispose au-dessous de la pipette une fiole conique renfermant 10 centimètres cubes d'acide sulfurique à 66° Baumé dans lequel vient plonger la tige inférieure.

On verse dans l'entonnoir un volume parfaitement exact de 4 ou 5 centimètres cubes (1) de solution de sulfate ferreux ammoniacal ; on les fait écouler dans l'eau ; on ajoute ensuite de la même façon 3 ou 4 centimètres cubes (1) de lessive de soude que l'on fait écouler à l'intérieur de la pipette : l'hydrate ferreux est précipité, et une quantité proportionnelle au volume d'oxygène dissous dans l'eau passe à l'état d'hydrate ferrique : on laisse en contact une demi-heure. On rend ensuite la liqueur acide, sans la soumettre au contact de l'air, en versant dans l'entonnoir 4 centimètres cubes d'acide sulfurique au quart, et, laissant le robinet inférieur fermé, on ouvre le robinet supérieur, on remplit l'entonnoir d'acide sulfurique concentré, qui, plus lourd que l'eau, pénètre dans la pipette et dissout l'hydrate de fer. On fait écouler le contenu de la pipette en la rinçant, dans le vase placé en dessous.

On a le soin de faire concurremment un témoin dans les mêmes conditions, en y introduisant exactement les mêmes quantités d'eau et de réactifs. — Les liquides du témoin et de l'épreuve sont titrés avec la solution de permanganate jusqu'à coloration rosée. La différence des lectures correspond à la quantité d'oxygène dissous dans l'eau. Chaque centimètre cube représente 0 mg. 125 d'oxygène. On rapporte au litre d'eau. Pour avoir la

(1) Le volume des solutions introduites doit être en totalité de V (volume intérieur de la pipette) — 100 centimètres cubes, de façon à rapporter les résultats à 100 centimètres cubes d'eau.

proportion en volume d'oxygène on multiplie le poids obtenu par 0, 696, volume d'un milligramme à 0° et 760 millimètres. A 0° et 760 millimètres, un litre d'eau, en contact avec l'air atmosphérique, dissout 8 cc 64 ou 12 mg. 36 d'oxygène emprunté à l'air.

Azote ammoniacal. — On effectue d'abord la recherche qualitative et, si les résultats sont positifs et appréciables, on en fait le dosage.

Ces opérations doivent être faites à l'abri des vapeurs ammoniacales, si fréquentes dans l'atmosphère des laboratoires.

La recherche de l'ammoniaque et des sels ammoniacaux se fait au moyen du réactif de Nessler de la façon suivante :

Préparation du réactif de Nessler : On fait dissoudre 17 gr. 50 d'iodure de potassium dans 20 centimètres cubes d'eau distillée *pure*, on y ajoute une quantité suffisante d'une solution saturée de bichlorure de mercure jusqu'à formation d'un léger précipité rouge persistant. On ajoute ensuite 80 grammes de potasse caustique, on complète à 500 centimètres cubes et additionne encore 2 centimètres cubes de solution de bichlorure mercurique. On laisse reposer, décante et conserve dans un flacon en verre brun à l'obscurité.

Recherche. — On acidule au moyen de 5 à 6 gouttes d'acide sulfurique 250 centimètres cubes d'eau à essayer. On concentre au bain-marie dans une capsule à environ 30 centimètres cubes, ou en chauffant à l'ébullition dans une fiole à fond plat. On laisse refroidir. Certaines eaux donnent un dépôt cristallisé de sulfate de chaux.

On ajoute une pastille de potasse caustique : il se forme souvent un précipité de chaux et de magnésie qu'il n'est pas nécessaire de séparer, on ajoute 2 centimètres cubes du réactif de Nessler, qui produit un précipité ou une coloration jaune brun d'autant plus foncée qu'il y a une quantité d'ammoniaque plus grande. Dans les eaux calcaires et magnésiennes il se forme un précipité blanc lorsqu'il n'y a pas d'ammoniaque et coloré par l'entraînement du sel de mercure-ammonium lorsqu'il y en a.

On fait un témoin dans les mêmes conditions avec de l'eau distillée bouillie.

Dans le cas où la réaction est accentuée, on dose l'azote ammoniacal.

Dosage. — On utilise les deux solutions titrées suivantes :

a) Acide sulfurique à 0 gr. 98 de SO^4H^2 par litre. Un centimètre cube correspond à 0 mg. 98 de SO^4H^2 ou à 0 mg. 28 d'azote.

b) Soude à 0 gr. 80 de Na (OH) par litre, c'est-à-dire équivalente à (*a*).

L'appareil se compose d'un ballon ou d'une fiole à fond plat de 2 litres fermé par un bouchon de caoutchouc percé de deux trous : dans l'un passe la tige d'un entonnoir à robinet, dans l'autre un tube à dégagement relié à un réfrigérant : on fixe à l'extrémité du réfrigérant un tube à bout effilé. On introduit dans le récipient 1.500 centimètres cubes d'eau et un lait de 10 grammes de magnésie calcinée que l'on a eu le soin de faire préalablement bouillir. On porte ensuite doucement à l'ébullition, que l'on maintient faiblement pendant deux heures, on distille lentement, on augmente ensuite vers la fin de l'opération ; on distille ainsi, en totalité, environ 200 à 250 centimètres cubes. On recueille le liquide condensé dans une fiole conique renfermant 20 centimètres cubes d'acide sulfurique (*a*) additionnés de quelques gouttes de solution alcoolique de phénolphtaléine, dans lequel plonge, dès le début, l'extrémité effilée du réfrigérant. On prépare un témoin avec les mêmes quantités d'eau distillée bouillie, d'acide et de phénolphtaléine. On dose avec la solution de soude (*b*) le témoin et l'épreuve, en prenant les précautions de faire bouillir et refroidir les solutions acides avant les titrages (voir azote organique). La différence donne la quantité d'acide sulfurique saturée par l'ammoniaque de l'eau. On en déduit facilement la quantité correspondante d'azote par litre.

Dosage de l'azote organique. — Un ou deux litres d'eau décantée sont évaporés en présence de 1 à 2 centimètres cubes d'acide sulfurique à 66° Baumé pur. Lorsqu'il reste environ 30 centimètres cubes de liquide, on le fait passer intégralement dans un petit ballon de 100 centimètres cubes, on ajoute un globule de Hg. On évapore totalement l'eau et chauffe à la température d'ébullition de l'acide sulfurique, jusqu'à ce que celui-ci soit absolument incolore. On laisse refroidir, ajoute un peu d'eau distillée, puis 2 à 3 grammes d'hypophosphite de soude pur qui précipite le mercure dissous en aidant la réduction par la chaleur. On sature à peu près à froid l'acidité par de la soude pure et étendue. La totalité de ce liquide est introduite, ainsi que les eaux de rinçage additionnées alors d'un léger excès de soude, par l'entonnoir à robinet dans un appareil à distillation d'ammoniaque renfermant un lait de 10 grammes de magnésie. La partie distillée est recueillie dans 20 centimètres cubes d'acide sulfurique à 0 gr. 98 par litre (ou plus si cela est nécessaire) additionnés de quelques gouttes de solution alcoolique de phénolphtaléine. On fait un témoin.

Finalement l'épreuve et le témoin sont titrés à la soude, renfermant 0 gr. 80 de NaOH par litre, autant que possible exempte d'acide carbonique. On a le soin de porter à l'ébullition chaque liqueur acide à titrer, afin de chasser l'acide carbonique qui paralyse le virage de la phtaléine du phénol. On laisse refroidir et titre aussitôt à froid.

Le résultat est évalué en azote par litre.

En défalquant de ce chiffre la quantité d'azote ammoniacal précédemment dosé, on obtient le chiffre d'azote organique. Les résultats obtenus par ce procédé sont très sensibles et très exacts. Nous l'avons vérifié maintes fois en introduisant dans l'eau un poids déterminé de différentes matières organiques azotées bien définies. Nous avons essayé également l'influence des nitrites et des nitrates, et avons reconnu que, même à la dose de 0 gr. 1 de AzO^3H par litre, il n'y avait aucune action et que l'azote organique déterminé en leur présence ou en leur absence était rigoureusement exact.

Nitrites. — Le réactif de Tromsdorff est de tous les réactifs proposés jusqu'à ce jour celui qui donne les résultats les plus satisfaisants.

Réactif de Tromsdorff. — On dissout dans 100 centimètres cubes d'eau distillée 20 grammes de chlorure de zinc, et on délaye dans cette solution 5 grammes d'amidon. On fait bouillir pendant plusieurs heures jusqu'à ce que l'amidon soit bien dissous. On ajoute alors 2 grammes d'iodure de zinc et, après avoir complété à un litre, on filtre à la trompe sur du coton de verre. On conserve ce réactif à l'abri de la lumière dans un flacon de verre brun.

Recherche. — Dans 100 centimètres cubes d'eau additionnés de 2 centimètres cubes d'acide sulfurique au quart on verse 5 centimètres cubes du réactif. On obtient immédiatement ou au plus tard après une minute une coloration bleue plus ou moins intense suivant la quantité de nitrites. Si la coloration se produit tardivement, elle doit être négligée, toutes les eaux finissant par bleuir dans ces conditions.

Dosage. — Il est bien rare que l'on soit conduit à doser les nitrites dans les eaux. Dans ce cas on prépare le réactif suivant :

Acide acétique cristallisable.... 200 p.
Phénol — .... 8 p.

On opère exactement dans les mêmes conditions que celles que nous allons indiquer pour le dosage des nitrates.

Nitrates. — La recherche et le dosage s'effectuent dans les mêmes conditions.

Le principe est le suivant: transformation de l'acide nitrique des nitrates en picrate d'ammonium et évaluation colorimétrique de l'intensité de la matière colorante (proportionnelle à la quantité de picrate, par conséquent d'acide nitrique), comparativement à un témoin dont on connaît la teneur en acide nitrique.

Réactif sulfo-phéniqué. — On dissout 12 grammes d'acide phénique pur et cristallisé dans 144 grammes d'acide sulfurique pur bouilli en évitant l'élévation de température.

On utilise les solutions suivantes :

a) Solution de 80 mg. 26 de nitrate de potassium séché à 110 degrés dans un litre d'eau, correspondant à 50 milligrammes d'acide nitrique (AzO^3H) par litre.

b) Solution d'ammoniaque pure au tiers.

On évapore à siccité au bain-marie 10 centimètres cubes de l'eau à analyser et 10 centimètres cubes de la solution de nitrate de potasse dans deux *becher-glass*. Après refroidissement on laisse tomber dans chaque vase 1 centimètre cube du réactif sulfo-phéniqué ; on mélange bien exactement avec le résidu de l'évaporation, à l'aide d'un petit agitateur. On ajoute 5 centimètres cubes d'eau distillée et 10 centimètres cubes d'ammoniaque au tiers. On a ainsi deux solutions dont la teinte est proportionnelle à la quantité de picrate d'ammoniaque, par conséquent à leur teneur en nitrates. On connaît le titre de l'une, et on les compare au colorimètre Dubosc. Quand la coloration de l'eau à essayer est faible, bien qu'appréciable à l'œil mais non dosable au colorimètre, on se contente de noter : *traces plus ou moins notables de nitrates*. Au colorimètre, on pratique deux lectures directes et une lecture après interposition d'un verre bleu, comparativement au témoin. On prend la moyenne des trois observations H.

Les quantités de nitrate sont inversement proportionnelles à l'écart des divisions du colorimètre.

Soit H^1 hauteur du témoin.

H hauteur correspondante de l'épreuve pour obtenir l'égalité de teinte.

x poids d'acide nitrique cherché.

p — — que renferme le volume V de solution titrée.

$$\frac{x}{p} = \frac{H^1}{H}$$

d'où

$$x = p \times \frac{H^1}{H}$$

Si les 2 volumes n'étaient pas les mêmes, soit V le volume de la solution titrée et v celui de l'eau, on aurait :

$$x = p \times \frac{H^1}{H} \times \frac{v}{V}$$

D'après les données que nous indiquons, p=0 gr. 050 et v=V; d'où l'on déduit:

$$x = 0,05 \times \frac{H^1}{H}$$

Résidu à 110 degrés. — On mesure exactement, dans une fiole dont le trait de jauge doit être environ à la moitié du col fin, un litre ou 500 centimètres cubes d'eau filtrée, suivant la quantité des éléments en dissolution; le résidu ne doit pas dépasser 500 milligrammes. On évapore dans une capsule de platine (D = 10 c/m., H = 5 c/m., V = 150 à 175 cc.) exactement tarée, en ayant soin d'éviter les projections qui tendent à se produire au début de l'opération, par le départ des gaz dissous, et l'on rétablit au fur et à mesure de l'évaporation le niveau dans la capsule par de nouvelles additions d'eau jusqu'à épuisement du litre. Lorsque l'évaporation est achevée au bain-marie, on porte la capsule dans une étuve à air, réglée à 110 degrés, pendant 4 heures. On laisse refroidir dans le dessiccateur et pèse rapidement. Les résidus sont généralement très hygroscopiques.

Résidu après calcination. — On porte ensuite progressivement la capsule, placée dans le moufle, au rouge cerise, dans le but de brûler la matière organique, jusqu'à ce que le résidu soit blanc. Il ne faut pas incinérer trop longtemps ni à trop haute température, afin d'éviter autant que possible la volatilisation des chlorures.

On laisse refroidir dans le dessiccateur et pèse aussitôt. Au cours de cette opération, la présence de la matière organique se manifeste par une carbonisation plus ou moins intense du résidu ; les carbonates alcalino-terreux, les nitrates, nitrites, sels ammoniacaux, chlorure de magnésium, sont décomposés en partie ou en totalité ; mais les facteurs influençant, principalement et d'une façon générale, le poids de ce résidu sont la perte de l'acide carbonique des carbonates alcalino-terreux et la décomposition des nitrates de ces terres alcalines.

Résidu après calcination et reprise par le carbonate d'ammoniaque. — C'est pour donner un caractère plus constant au résidu fixe que nous reprenons le résidu précédent par une solution de carbonate d'ammoniaque pur. On évapore doucement sur un bain-marie, vers 80 degrés, afin d'éviter les projections que peut produire la décomposition du carbonate d'ammoniaque. On chasse totalement celui-ci et les sels ammoniacaux formés par double décomposition en chauffant la capsule de platine sans atteindre même le rouge sombre. On laisse refroidir dans le dessiccateur et pèse.

Dans cette opération, on a restitué aux carbonates alcalino-terreux l'acide carbonique total et transformé les oxydes alcalino-terreux provenant de la décomposition des nitrates en carbonates.

Perte au rouge. — La différence entre le résidu à 110 degrés et le résidu après calcination et reprise par le carbonate d'ammoniaque représente la perte au rouge. Il n'y a généralement aucun rapport entre la matière organique et ce chiffre qui représente l'ensemble des produits volatils constitués par l'eau, l'acide nitrique des nitrates décomposés (remplacé il est vrai par de l'acide carbonique), les chlorures volatisés, etc., la matière organique. Dans certains cas, on constate la réduction partielle des sulfates. C'est le résidu à 110 degrés qui est le plus constant. Sur ce résidu on dose les éléments suivants : silice, oxyde de fer, alumine, chaux, magnésie, soude, potasse.

Dans le but d'éviter la production d'eau régale et l'attaque de la capsule de platine lorsque l'eau renferme de notables proportions de nitrates (à partir de 25 milligrammes d'Az O^3H par litre), on reprend le résidu par de l'eau chaude et décante dans une capsule de porcelaine, puis par de l'eau acidulée d'acide chlorhydrique, pour dissoudre le résidu, insoluble dans l'eau seule, que l'on verse dans la capsule de porcelaine, ainsi de suite jusqu'à ce que le résidu de la capsule de platine soit totalement passé dans cette capsule.

Si l'eau ne renferme pas ou renferme seulement de faibles proportions de nitrates, on reprend directement le résidu par 150 centimètres cubes d'eau renfermant 5 à 10 centimètres cubes d'acide chlorhydrique. Il faut avoir le soin d'éviter les projections que tend à produire le départ de l'acide carbonique des carbonates par suite de leur transformation en chlorures.

Silice. — On évapore la reprise des résidus par l'eau acidifiée d'acide chlorhydrique, à siccité au bain-marie, on humecte avec 5 centimètres cubes d'HCl que l'on évapore à siccité, on abandonne 2 heures à 110 degrés. On reprend par l'eau acidulée d'acide chlorhydrique, filtre, lave, sèche, incinère au moufle et pèse : ce résidu repris par l'acide fluorhydrique pur doit se volatiliser totalement au bain-marie.

On recueille le liquide filtré et les eaux de lavage dans une fiole à fond plat, et dans une capsule de platine ou de porcelaine dans le cas où l'on se propose de doser les alcalis.

Oxyde de fer et alumine.—Dans ce liquide filtré dont le volume est d'environ 200 centimètres cubes on ajoute de l'ammoniaque pure jusqu'à réaction nettement alcaline, on porte à l'ébullition. S'il y a un précipité on chasse presque totalement l'ammoniaque, laisse reposer au bain-marie, filtre, lave à l'eau bouillante, sèche, incinère et pèse.

On ne pèse généralement que des quantités très faibles d'oxyde de fer et d'alumine qui n'entraînent ni chaux ni magnésie. Il est donc inutile de dissoudre ce précipité pour le précipiter de nouveau. Il est bien rare aussi que la quantité du précipité permette d'évaluer séparément les proportions de fer et celles d'alumine.

Dans le cas où l'on veut faire cette détermination il suffit de reprendre le précipité pesé par l'acide chlorhydrique pur ou par la solution de 8 parties acide sulfurique dans 3 parties eau, en chauffant au bain-marie jusqu'à dissolution totale. On fait un volume déterminé avec de l'eau, ajoute quelques rognures de zinc distillé; on laisse en contact jusqu'à épreuve négative avec le succinate d'ammoniaque, on filtre rapidement sur un linge. On prélève une partie aliquote que l'on titre au permanganate de potassium.

On fait exactement dans les mêmes conditions un témoin avec du fil de clavecin pur.

On évalue le résultat en Fe^2O^3, la soustraction de ce chiffre de celui de $Fe^2O^3 + Al^2O^3$ donne la quantité d'alumine.

Chaux. — Le liquide filtré provenant soit directement de la séparation de la silice ou, après séparation, de l'oxyde de fer et de l'alumine, est faiblement alcalin par l'ammoniaque : il renferme également une notable quantité de chlorhydrate d'ammoniaque. On le rend nettement acide par l'acide acétique, puis on y ajoute un fort excès d'oxalate d'ammoniaque pur. On abandonne à la température ambiante pendant 24 heures. On filtre à froid et lave à l'eau bouillante jusqu'à ce que l'eau ayant lavé le précipité ne soit plus acide. On recueille le liquide filtré et les eaux de lavage dans une capsule de porcelaine ou de platine.

Le précipité de carbonate de chaux est séché, incinéré au moufle, repris par le carbonate d'ammoniaque, évaporé, chauffé sans atteindre le rouge sombre. On laisse refroidir dans le dessicateur et pèse le carbonate de chaux.

Chaux, en $CaO =$ poids de $CO^3Ca \times 0,56$.

Magnésie. — Le liquide séparé de la chaux, recueilli dans une capsule est évaporé au bain-marie, desséché à l'étuve et l'on chasse, en chauffant modérément, la plus grande partie des sels ammoniacaux ; on reprend par l'eau très faiblement acidulée par l'acide chlorhydrique.

Cette séparation d'une grande partie des sels ammoniacaux est inutile lorsqu'on ne se propose pas de doser la soude et la potasse.

On rend l'une ou l'autre de ces liqueurs fortement ammoniacale, et précipite la magnésie à l'état de phosphate ammoniaco-magnésien par le phosphate d'ammoniaque pur.

On abandonne pendant 24 heures à la précipitation, filtre et lave avec de l'eau renfermant 20 p. 100 de solution d'ammoniaque à 22 degrés jusqu'à ce qu'il n'y ait plus de chlore dans les eaux de lavage (essai avec $AgAzO^3$, en solution nitrique). On sèche et incinère au moufle. Les cendres sont généralement grises. On les pèse telles que. Il faut bien se garder de chercher à rendre les cendres blanches par le traitement à l'acide nitrique suivant le conseil de certains auteurs, les écarts dans ce cas peuvent être considérables (50 p. 100).

MgO = poids de $Mg^2 P^2 O^7 \times 0{,}3603$.

Potasse. — Le liquide filtré est porté à l'ébullition pour chasser l'ammoniaque. On précipite l'acide phosphorique par une solution fraîche à 10 p. 100 d'acétate neutre de plomb pur en léger excès. On filtre, lave deux fois le précipité par décantation dans l'eau bouillante et élimine l'excès de plomb par H^2S. Après filtration on évapore le liquide au bain-marie, sèche à l'étuve, et incinère le résidu au rouge sombre. On reprend par l'eau, filtre et on acidule par l'acide chlorhydrique afin de transformer les carbonates en chlorures, on concentre le liquide filtré.

On ajoute un excès de chlorure de platine en solution alcoolique, et précipite totalement le potassium à l'état de chloroplatinate par une quantité suffisante d'alcool éthéré. Après 24 heures on filtre, lave le précipité à l'alcool éthéré. On dissout dans l'eau bouillante.

La solution aqueuse du chloroplatinate de potassium est traitée par du ruban de magnésium qui précipite le platine.

On recueille le platine sur un filtre, sèche, incinère et pèse.

1 partie de $Pt = 0{,}40226$ de potassium.

On peut encore recueillir le précipité de chloroplatinate de potassium sur un double petit filtre taré, le peser après séchage à l'étuve à 110 degrés. Les résultats sont généralement exacts. Néanmoins, il y a toujours une certaine indécision sur les variations des poids du papier dans les opérations de filtration et de séchage.

1 p. de $PtCl^4\ 2KCl = 0{,}3069$ de KCl ou $= 0{,}1936$ de K^2O.

Soude. — La solution hydro-alcoolique éthérée séparée du chloroplatinate de potassium est distillée.

On précipite ensuite le platine à l'ébullition par l'hydrogène ou un courant d'H^2S. On filtre, évapore le résidu acidifié par quelques gouttes d'acide sulfurique.

Lorsque le résidu est évaporé, on ajoute encore quelques gouttes d'acide sulfurique, afin de transformer la totalité du chlorure de sodium en bisulfate, puis en sulfate par fusion au rouge. On laisse refroidir au dessiccateur et pèse le sulfate de soude.

$$1 \text{ p. de } SO^4Na^2 = 0,824 \text{ de } NaCl = 0,4366 \text{ de } Na^2O.$$

Il faut proscrire de ces dosages les procédés qui consistent à évaluer KCl + NaCl, puis Cl ou KCl, et à déduire par le calcul les chiffres de KCl et NaCl. Ces procédés sont inexacts (1).

Acide sulfurique. — Il faut rejeter tous les procédés de dosage volumétrique de l'acide sulfurique pour ne conserver que le dosage pondéral.

On fait préalablement un essai grossier afin de se rendre compte du volume d'eau à prendre pour effectuer le dosage : le volume d'eau peut varier de 100 centimètres cubes à 2 litres. D'une façon générale 500 centimètres cubes d'eau suffisent. Si le sulfate de baryte est indosable dans ces conditions, c'est qu'il y a moins de 2 milligrammes de SO^3 par litre.

On acidule le volume déterminé d'eau filtrée par 5 centimètres cubes d'acide chlorhydrique, on évapore jusqu'à 250 centimètres cubes, on laisse tomber pendant l'ébullition goutte à goutte 10 centimètres cubes de solution saturée de chlorure de baryum, puis on abandonne sur un bain-marie bouillant jusqu'à ce que le précipité soit totalement déposé, ce qui a lieu presque instantanément dans ces conditions.

On filtre sur un papier spécial : le liquide séparé du sulfate de baryte est absolument limpide, on lave le précipité à l'eau bouillante jusqu'à ce que les eaux de lavage soient neutres, on sèche à l'étuve, incinère au moufle, pèse.

$$SO^3 = \text{poids de } SO^4Ba \times 0,343.$$

On rapporte au litre.

Chlore. — Nous employons généralement le dosage volumétrique.

A cet effet, on utilise les deux solutions suivantes :

a) Solution exactement titrée de nitrate d'argent :

$AgAzO^3$ fondu = 2 gr. 9075 par litre. Chaque centimètre cube

(1) Ed. Bonjean. — Analyse des roches. Dosages du potassium et du sodium : *Bulletin de la Société chimique de Paris*, 3e série, t. 21, p. 691, 1899.

correspond à 1 milligramme de NaCl ou 0 mg. 607 de Cl; ce chiffre doit être vérifié pondéralement.

b) Solution de chromate de potassium neutre et pur à 10 p. 100.

Dosage volumétrique. — On verse dans une fiole conique 250 centimètres cubes de l'eau à analyser, que l'on additionne de 3 ou 4 gouttes de solution de chromate jaune. On titre à la burette, au moyen de la solution d'argent, jusqu'au virage de *jaune vert* au *jaune orange* très délicat, mais très net et sensible pour un œil exercé. On déduit le volume de liqueur titrée d'argent employé pour obtenir la même teinte dans une liqueur témoin contenant la même quantité de chromate jaune dans le même volume d'eau distillée.

Si l'eau était alcaline, on la rendrait neutre en ajoutant la quantité d'acide sulfurique titrée nécessaire, déterminée par le triage alcalimétrique.

Si l'eau était très riche en chlorures, on emploierait la solution à 29 gr. 075 de nitrate d'argent, correspondant à 10 mg. de NaCl ou 6 mg. 07 de Cl par centimètre cube.

Acide phosphorique. — On le recherche toujours à l'aide du réactif molybdique.

Préparation du réactif molybdique. — On dissout 60 gr. de molybdate d'ammoniaque cristallisé pur dans 200 centimètres cubes d'eau distillée tiède. La solution est filtrée dans une capsule de 1.500 centimètres cubes à 2 litres : lorsque la totalité du liquide est filtrée, on y verse brusquement d'un seul coup 750 grammes d'acide nitrique pur, D = 1,3. Il se produit un précipité blanc qui se redissout immédiatement. On complète à un litre avec de l'eau distillée.

Recherche. — On évapore successivement, dans une capsule de porcelaine à fond blanc, 250 centimètres cubes à 500 centimètres cubes d'eau à analyser avec 5 centimètres cubes d'acide nitrique pur. Lorsqu'il ne reste plus que 25 à 30 centimètres cubes, on y ajoute 10 centimètres cubes de réactif molybdique et l'on chauffe au bain-marie.

Avec 0 mg. 01 de P^2O^5 par litre, on obtient un précipité jaune très net.

Dosage. — Il est extrêmement rare que l'on soit conduit à doser l'acide phosphorique dans les eaux. Dans ce cas, le précipité de phosphomolybdate est filtré sur un très petit filtre sans plis, lavé à l'eau acidulée d'AzO^3H : redissous sur le filtre même avec de l'eau ammoniacale au cinquième, on neutralise avec HCl et précipite l'acide phosphorique par la mixture magnésienne à l'état de phosphate ammoniaco-magnésien, que l'on filtre et traite comme nous l'avons indiqué pour le dosage de la magnésie.

$$1 \text{ p. de } Mg^2P^2O^7 = 0{,}6396 \text{ de } P^2O^5.$$

Acide carbonique. — Nous n'évaluons que l'acide carbonique des carbonates, par pesée, sur le résidu à 110°. On évapore au bain-marie 500 centimètres cubes ou un litre d'eau à analyser, suivant sa teneur en sels dissous, et on sèche pendant 4 heures à 110°. On pèse, prélève une partie du résidu que l'on introduit avec toutes les précautions voulues, dans un petit appareil à dosage d'acide carbonique analogue à celui de Geisler et Erdmann, à robinets et bouchons de verre. On déplace par l'acide chlorhydrique l'acide carbonique des carbonates, qui est expulsé de l'appareil après barbotage dans SO^4H^2 à 66°.

On pèse l'appareil prêt à fonctionner, y compris les acides chlorhydrique et sulfurique, $= P$.

Puis, $P +$ le résidu de l'eau introduit $= P'$.

$P' - P =$ poids du résidu sur lequel on détermine CO^2.

Lorsque l'acide chlorhydrique a réagi sur le résidu, déplacé totalement l'acide carbonique, et lorsque celui-ci a été chassé et remplacé par l'air sec, ce que l'appareil permet de réaliser, on pèse $= P''$.

$$P' - P'' = \text{poids de } CO^2.$$

On rapporte au résidu total, puis au litre.

Titrage alcalimétrique. — Nous avons introduit, depuis longtemps, cette détermination alcalimétrique dans les eaux dans le but d'obtenir en bloc l'alcalinité de l'eau et de vérifier l'exactitude de la composition probable : la quantité d'acide sulfurique saturé devant cadrer avec la quantité correspondante des carbonates alcalino-terreux ; en cas d'écart notable, on est conduit à rechercher et doser les carbonates alcalins.

A cet effet on utilise : I. — *Solution titrée d'acide sulfurique* renfermant 9 gr. 80 de SO^4H^2 par litre et correspondant à 9 mg. 8 de SO^4H^2 par centimètre cube ou 10 mg. 6 de CO^3Na^2 ou 10 mg. de CO^3Ca, ou 8 mg. 4 de CO^3Mg.

II. — *Solution sensible aqueuse d'orangé Poirier n° 3. Essai.* — On mesure 500 centimètres cubes d'eau à analyser, dans laquelle on introduit 2 ou 3 gouttes d'orangé Poirier. On titre à l'acide sulfurique à 9,8 jusqu'au virage très sensible du jaune brun au rose.

On fait un témoin, avec la même quantité d'eau distillée et d'orangé, qui, avec un réactif bien sensibilisé, doit virer avec une ou deux gouttes d'acide.

Titrages hydrotimétriques

Effectuées avec beaucoup de soins et même avec les précautions que M. Albert Lévy a fait connaître, après avoir signalé au moins cinq causes d'erreurs, ces déterminations n'ont aucune valeur précise au point de vue analytique : le degré hydrotimétrique total, le moins inexact des quatre classiquement indiqués, vérifie tout au plus quelquefois grossièrement les résultats des déterminations minérales exactes. Rien n'est plus fantaisiste que les chiffres donnés par les auteurs qui déduisent les poids de chaux, de magnésie, d'acide sulfurique, d'acide carbonique, etc.., par le calcul et l'interprétation des quatre degrès hydrotimétriques.

Nous déterminons avec tous les soins voulus, sans y attacher beaucoup d'importance, les degrés hydrotimétriques total et permanent.

Liqueur titrée de savon. — Nous avons adopté la formule de Courtonne : on saponifie 30 centimètres cubes d'huile d'amandes douces par 10 centimètres cubes de lessive de soude à 36 degrés en présence de 10 centimètres cubes d'alcool à 95 degrés en chauffant au bain-marie et agitant la masse : lorsque la réaction est terminée, on complète à 1 litre avec de l'alcool à 60 degrés en remuant constamment. On filtre.

Titrage. — Le titrage de la liqueur s'effectue au moyen d'une solution de chlorure de baryum à 0gr.55 de $BaCl^2 2H^2O$ par litre, titre qu'il est facile de vérifier par un dosage pondéral de sulfate de baryte.

$$p.\ Ba\,SO^4 \times 1.047 = P.\ BaCl^2\,2\,H^2O$$

On mesure exactement 40 centimètres cubes de cette solution titrée de chlorure de baryum, soit à la burette graduée de Mohr, soit à la pipette jaugée : on les introduit dans un flacon de 100 centimètres cubes bouchant à l'émeri, et l'on fait tomber la liqueur de savon contenue dans la burette spéciale jusqu'à ce que l'on obtienne par l'agitation une mousse qui doit occuper tout l'espace libre du flacon au début et persister avec une épaisseur d'un centimètre au moins, tout en imprimant des mouvements de rotation à l'eau du flacon, pendant quatre ou cinq minutes. Dans ces conditions, on doit obtenir 22 degrés, sinon on corrige la liqueur titrée de savon en y ajoutant soit de l'huile, soit de l'eau, suivant que le titre est supérieur ou inférieur. Il est encore préférable de noter le titre trouvé et d'en tenir compte dans l'évaluation des degrés hydrotimétriques.

Degré hydrotimétrique total. — C'est ainsi que l'on détermine le degré hydrotimétrique de l'eau telle que, sans dilution lorsque le degré ne dépasse pas 26, soit sur des fractions de 20 centimètres cubes, 15 centimètres cubes, 10 centimètres cubes, 5 centimètres cubes, de l'eau à essayer, en complétant chaque fois à 40 centimètres cubes, avec de l'eau distillée fraîchement bouillie, suivant que cette eau accuse un degré de plus en plus élevé. On tient compte, bien entendu, de la liqueur de savon employée par le volume d'eau distillée ajoutée.

Degré hydrotimétrique permanent. — C'est celui de l'eau, après ébullition, privée théoriquement des gaz dissous et du carbonate de chaux dissous à la faveur de l'acide carbonique. En réalité, le précipité se compose de carbonate de chaux, carbonate de magnésie, sulfate de chaux, suivant la teneur des eaux en ces différents produits.

Cent centimètres cubes de l'eau sont portés à l'ébullition pendant 10 minutes : on refroidit, complète à 100 centimètres cubes avec de l'eau distillée bouillie, agite, et filtre. On prend le degré hydrotimétrique dit *permanent* du liquide filtré. Un degré hydrotimétrique équivaut pour un litre d'eau à :

Chaux en CaO	5 mill.	7	
Carbonate de chaux en $CaCO^3$	10	3	
Sulfate de chaux en $CaSO^4$	14	0	
Magnésie en MgO	3	6	(Courtonne)
Carbonate de magnésie en $MgCO^3$	7	6	—
Sulfate de magnésie en $MgSO^4$	10	8	—
Nitrate de chaux en $(AzO^3)^2Ca$	17	0	(Dimitri)

IV. — Examen micrographique

On peut rencontrer dans les eaux exposées au libre contact de l'air une multitude de substances étrangères, banales ou offensives, en suspension ou dans des dépôts ; des corps minéraux communs, tels la silice, l'oxyde de fer, l'argile, etc., des plantes ou débris de plantes, des organismes animaux ou débris de toutes sortes, des résidus d'industries les plus variées, les fibres les plus usuelles de coton, chanvre, lin, soie, laine, des cellules amylacées, des poils, etc. On a appelé avec juste raison l'attention des hygiénistes sur la présence des œufs et des larves de parasites intestinaux : *Distoma hepaticum, et lanceolatum, Cercaria cystophora, Ankylostoma duodenale, Trichocephalus hominis, Tænia, Triænophorus, Schistocephalus, Ascaris, Oxyuris.* Enfin la faune des organismes inférieurs est très abondante : rhizopodes, sporozoaires, flagellés, infusoires ciliés et non ciliés, rotifères, annélides, mollusques, arthropodes.

Il est bon de faire un examen micrographique sérieux des différents corps étrangers que l'on peut rencontrer dans les eaux; et à cet effet nous utilisons un des trois flacons bouchés à l'émeri.

Néanmoins nous devons ajouter que ces différents corps ont une origine accidentelle à laquelle il est généralement facile de remédier et qu'au point de vue de l'utilisation des eaux dans l'alimentation publique il y a lieu d'interpréter les résultats de cet examen avec beaucoup de réserves.

Le bassin d'une source d'eau très pure existant au milieu des champs peut être le réceptacle d'une infinité d'algues, infusoires, corps étrangers de toutes sortes apportés par les animaux fréquentant cette eau, par les poussières atmosphériques, les oiseaux, etc., etc..., et un captage soigné de la source a facilement raison de toutes les causes accidentelles d'introduction de ces corps étrangers; dans d'autres cas une filtration, même grossière, les arrête totalement.

Il n'en est pas de même lorsque les recherches analytiques démontrent dans l'eau les preuves chimiques et bactériologiques de contaminations souterraines étendues, échappant aux captages les plus judicieux, aux filtrations les plus soignées.

Enfin nous devons ajouter qu'il est même bien rare de rencontrer dans les eaux soumises aux analyses les éléments d'un examen micrographique. Les précautions préliminaires locales précédant les prélèvements des échantillons suffisent généralement à éliminer la présence de ces éléments grossiers.

V. Examen bactériologique et expérimentation physiologique

La bactériologie des eaux comprend la recherche et l'étude du nombre, de l'espèce et de l'action physiologique de tous les germes contenus dans les eaux.

Tout en étant la plus importante des recherches analytiques, l'examen bactériologique constitue le travail le plus difficile, le plus délicat et le plus long de l'examen des eaux.

Procédés de G. Pouchet et Ed. Bonjean. — Les recherches bactériologiques comprennent les opérations suivantes :

1° Ensemencements généraux en vue de la numération, de la spécification et des recherches des germes pathogènes;

2° Numération;

3° Spécification;

4° Recherche générale des espèces pathogènes ou suspectes et des associations dangereuses; expérimentation physiologique ;

5° Recherche spéciale du bacille *coli* et du bacille *typhique*. Expérimentation physiologique, séparation des deux espèces.

Les deux premières opérations ne présentent aucune difficulté particulière; elles exigent de l'ordre, de l'adresse et du soin.

1° *Ensemencements généraux en vue de la numération, de la spécification et des recherches des germes pathogènes.*

Voici la liste des différents objets nécessités par les examens bactériologiques des eaux :

Fioles Pasteur de 50 centimètres cubes de capacité renfermant 10 centimètres cubes de bouillon stérile.

Fioles Pasteur de 300 centimètres cubes de capacité renfermant 100 centimètres cubes de bouillon stérile.

Fioles Pasteur de 50 centimètres cubes renfermant 10 centimètres cubes de solution de peptone.

Fioles Pasteur de 50 centimètres cubes renfermant 10 centimètres cubes de lait stérile.

Larges fioles coniques de Gayon renfermant 30 à 40 centimètres cubes de gélatine stérile.

Tubes renfermant 10 centimètres cubes de gélatine, droits et inclinés.

Tubes renfermant 10 centimètres cubes de gélatine Elsner, droits et inclinés.

Tubes d'agar-agar gélatinisés et nutritifs, de gélatine-artichaut, droits et inclinés, etc., etc.

Tubes de Roux, avec pomme de terre.

Solution de phénol à 5 p. 100.

Boîtes de Nicati et de Riestch dites commercialement de Pétri, stériles.

Boîtes métalliques cylindriques à large couvercle plan, montées sur plateau à vis calantes; ces boîtes, dans lesquelles on introduit de la glace, jouent le rôle de plateau réfrigérant et servent à la solidification des fioles et des cristallisoirs de gélatine.

Pipettes à ensemencement.

Pipettes effilées à numération donnant de 30 à 50 gouttes par centimètre cube, enfermées dans un tube en verre recouvert de coton, le tout stérile.

Bain-marie de G. Pouchet pour fusion des tubes de gélatine.

Numérateur à secteur de Ed. Bonjean que l'on peut fabriquer soi-même à l'aide d'un carton blanc en inscrivant des circonférences d'un diamètre égal à celui des Pétri et des fioles Gayon et en découpant des secteurs d'une surface représentant 1/20, 1/10, 1/5 de la surface totale des cercles. On fixe le numérateur ainsi préparé sur une feuille noire.

Enfin tout le nécessaire courant d'un laboratoire de bactériologie bien outillé, dont une étuve de Roux réglée à 42 degrés, une autre réglée à 37 degrés, microscope avec toute la série des objectifs et oculaires; animaux d'expériences, principalement le cobaye, etc., etc.

Toute la verrerie doit être stérilisée au four à flamber pendant au moins 2 heures, à 150 degrés.

La bactériologie exige deux qualités fondamentales auxquelles on ne saurait assez s'efforcer à répondre : de l'ordre et du soin.

Nous ne saurions trop attirer l'attention sur un étiquetage très lisible, très précis de tous les récipients employés, afin d'avoir une foi entière dans les recherches entreprises, quels que soient les résultats auxquels elles aboutissent.

Tous les milieux de cultures avant d'être ensemencés doivent séjourner au moins 48 heures à l'étuve à 37°. Les plus grandes précautions doivent être apportées dans la préparation de ces milieux de culture, dans leur répartition et stérilisation.

Une stérilisation insuffisante des milieux gélatinisés (gélatine ordinaire, Elsner, artichaut, etc.) peut être aussi préjudiciable qu'une stérilisation exagérée : dans un cas les tubes cultivent, dans l'autre cas la gélatine ne se solidifie pas et devient infertile même après ensemencement.

Enfin, dans toutes les opérations d'ensemencement et d'examen, il faut prendre toutes les mesures possibles pour travailler dans des endroits calmes et à l'abri des poussières atmosphériques et autres.

Préparation des milieux de culture

Gélatine nutritive. — Gélatine (carte d'or), 150 grammes (été); 140 grammes (hiver).

Peptone sèche, 15 grammes.

Sucre, 10 grammes.

Sel marin, 10 grammes.

Glycérine, 3 grammes.

Agar-agar, 2 grammes (hiver) ; 4 grammes (été).

Eau filtrée, quantité suffisante pour obtenir un litre de liquide (900 grammes environ).

On fait dissoudre au bain-marie, dans 5 à 600 centimètres cubes d'eau ordinaire, la gélatine, le sel, le sucre, la glycérine, puis à part mais à l'ébullition, l'agar-agar dans 200 grammes d'eau, on délaye dans le reste de l'eau la peptone préalablement mouillée avec un peu d'alcool fort, pour éviter les grumeaux. Cet alcool est éliminé dans le cours des opérations par les chauffages successifs et la stérilisation. On mélange le tout dans un ballon et neutralise avec une solution de carbonate de soude jusqu'à réaction nettement alcaline au papier de tournesol. On délaye ensuite un blanc d'œuf dans le mélange et on coagule à 120° à l'autoclave pour clarifier. Filtrer bouillant sur papier Chardin et au besoin sous pression à l'autoclave. Au moyen d'une pipette Dupré on répartit la gélatine nutritive par doses de 10 centimètres cubes dans les tubes à essai, fermés par un tampon d'ouate, stérilisés au four à flamber (2 heures à 150°), et par doses de 30 à 40 centimètres cubes dans les fioles Gayon également stérilisées. Une fois la division terminée, on stérilise à nouveau à l'autoclave à 120° pendant 20 minutes. On conserve pour l'usage en recouvrant la bourre d'ouate des tubes après flambage d'un capuchon de caoutchouc (1). Une partie des tubes est mise à refroidir sur un plan incliné pour pouvoir être employée aux ensemencements par strie.

Le reste servira à la confection des plaques de gélatine pour la numération des colonies. Cette gélatine se liquéfie entre 30 et 34 degrés. Il y a avantage à préparer en une seule fois 5 litres de gélatine.

(1) Ces capuchons de caoutchouc sont stérilisés en les laissant tremper dans une solution de bisulfite de soude que l'on porte ensuite à l'ébullition.

Gélose nutritive. — Agar-agar, 20 grammes.

Glycérine, 15 grammes.

Peptone, 10 grammes.

Sel marin, 10 grammes.

Eau, quantité suffisante pour 1.000 grammes.

On dissout à chaud et alcalinise après dissolution.

On filtre dans l'autoclave sous pression et met en tubes 10 centimètres cubes. On stérilise à 120° pendant 20 minutes. Faire refroidir une partie des tubes sur un plan incliné en vue des ensemencements par strie.

Pomme de terre. — Couper en tranches de 4 centimètres de longueur sur 1 centimètre de largeur et 1/2 centimètre d'épaisseur des pommes de terre préalablement pelées.

Tailler en sifflet une des extrémités et introduire dans les tubes de Roux stérilisés.

L'emploi du couteau spécial présente de grands avantages. Stériliser à deux reprises différentes par chauffage de 10 minutes à 100°, pour ne pas altérer l'aspect et la consistance de la pomme de terre.

Milieu d'Elsner. — On râpe sous l'eau bouillie (900 grammes) pour éviter l'action noircissante de l'air 500 grammes de pommes de terre pelées. On laisse macérer 24 heures à l'abri de la lumière; on décante et filtre sur papier Chardin. On doit obtenir ainsi 1 litre de liquide environ. On en gélatinise la moitié avec 150 grammes de gélatine qu'on fait dissoudre au bain-marie. On laisse refroidir jusqu'à 40° environ, puis on ajoute l'autre moitié du liquide et on chauffe à nouveau au bain-marie, pour éclaircir le liquide par coagulation de l'albumine végétale. On neutralise alors la moitié de la liqueur et on mélange les deux portions de manière à avoir une réaction légèrement acide. On ajoute 10 grammes d'iodure de potassium et on divise par fractions de 10 centimètres cubes dans des tubes stérilisés, puis on stérilise définitivement à 120° pendant 20 minutes. On laisse refroidir sur un plan incliné un certain nombre de ces tubes.

Bouillon. — On hache menu, à l'aide d'un hache-viande, 5 kilos de viande de cheval, débarrassée des aponévroses et dégraissée, qu'on fait macérer au frais, pendant 12 heures en été et 24 heures en hiver, avec 5 litres d'eau et 80 grammes de sel. On chauffe ensuite à 100° pendant 4 heures, puis 1 heure à 120°. Après quoi on filtre grossièrement sur une toile métallique et on exprime le résidu sous une forte pression.

Les liquides réunis sont chauffés au bain-marie et filtrés au papier Chardin. On ajoute ensuite 50 grammes de peptone et 20 grammes de glycérine et on complète le volume à 10 litres. Le collage est inutile, on divise par flacons de 2 litres que l'on chauffe à l'autoclave pendant 1/2 heure. Le liquide filtré de nouveau est divisé par doses de 10 et 100 centimètre cubes dans des matras Pasteur stérilisés de 50 et 300 centimètres cubes. Définitivement, on stérilise à l'autoclave (1/2 heure à 120°) et on conserve pour l'usage.

Solution de peptone. — Peptone susceptible de bien donner la réaction de l'indol : 20 grammes.

Eau : 1.000 grammes.

Après dissolution, stériliser à l'autoclave et diviser par doses de 10 à 15 centimètres cubes dans des matras Pasteur de 50 centimètres cubes. Stériliser une deuxième fois à l'autoclave.

Sérum de cheval immunisé contre le bacille typhique ou de tout autre animal sensible à cette réaction. On conserve ce sérum dans de petites pipettes que l'on emploie au fur et à mesure des besoins.

Ensemencements. — Dès que les échantillons sont arrivés dans de bonnes conditions au laboratoire, c'est-à-dire lorsque les échantillons destinés à l'examen bactériologique sont encore entourés d'une certaine quantité de glace, on les met immédiatement en œuvre.

Le matériel suivant doit être prêt sous la main :

1 fiole de 100 centimètres cubes de bouillon.

2 fioles de 10 centimètres cubes.

1 fiole Gayon, avec gélatine fondue et maintenue à la température de 37°.

6 tubes de gélatine fondue et maintenue à la température de 37°, grâce au bain-marie de Pouchet.

1 pipette effilée, jaugée, à numération, sur laquelle est inscrite le nombre de gouttes correspondant à un centimètre cube ou à un gramme d'eau. Ce nombre de gouttes doit varier entre 30 et 50.

6 boîtes Pétri.

3 caisses réfrigérantes avec glace et nivelées.

Couteau à verre ou lime fine.

Solution à 5 p. 100 de phénol dans une burette de Mohr.

On prend alors un des tubes scellés, rempli généralement aux 2/3, et qui a été jusqu'alors conservé dans la glace. On l'agite à plusieurs reprises assez vivement pour obtenir une égale répartition des germes, et aussi pour s'assurer que la fermeture était bien hermétique (autrement le tube sera rejeté). Puis, un peu au-dessus du niveau du liquide, on fait, avec une lime fine ou un couteau à verre, un trait sur le tube, que l'on achève de briser en le présentant à la flamme de la veilleuse d'un bec Bunsen, au niveau de l'entaille, au besoin à l'aide d'une pince.

On plonge alors la pipette stérilisée dans le tube, on aspire une certaine quantité d'eau et on en laisse tomber une goutte dans un des cristallisoirs dans lequel on a préalablement versé aseptiquement le contenu d'un tube de gélatine fluidifiée et stérilisée et dont le couvercle porte une étiquette indicatrice de la provenance de l'eau, du nombre de gouttes et du calibrage de la pipette.

Ce qui reste de l'eau de la pipette et du tube est versé dans une des fioles de bouillon de 10 centimètres cubes.

Ce cristallisoir, muni de son couvercle qu'on a soulevé sur un des côtés pour l'ensemencement, est ensuite manipulé de manière à obtenir l'étalement sur tout son fond de la gélatine nutritive ainsi que son mélange homogène avec l'eau, puis mis à refroidir sur une caisse réfrigérante. On procède de la même manière pour les second et troisième tubes scellés qui servent à ensemencer les autres Pétri et la fiole Gayon ; mais on laisse tomber dans la fiole Gayon 3 gouttes et dans les cristallisoirs 3, 4, 5, 6 gouttes de la pipette. Après refroidissement on abandonne à la température ordinaire entre 15 et 20 degrés.

Ceci fait, on verse 30 à 40 centimètres cubes de l'eau des fioles dans chacun des deux petits ballons Pasteur et 150 centimètres cubes dans le grand. On ajoute à celui-ci et à un des petits, à l'aide d'une burette graduée, assez de solution phéniquée à 5 p. 100 pour obtenir un bouillon phéniqué au millième.

Le petit ballon non phéniqué est placé dans l'étuve à 37 degrés et les bouillons phéniqués dans l'étuve à 42 degrés.

2° *Numération.*

Cette opération très simple consiste à compter le nombre de colonies visibles sur ou dans la gélatine des boîtes Pétri et de la fiole Gayon, au bout d'un temps limité par l'envahissement et la liquéfaction de la gélatine : ce temps varie de 8 à 40 jours.

Par suite de la dispersion des germes de l'eau dans la gélatine nutritive, chaque colonie se développe isolément et plus ou moins rapidement suivant ses qualités électives : l'intensité des cultures est absolument proportionnelle à la richesse de l'eau en germes. Nous considérons ce procédé comme étant aussi exact que celui des dilutions successives en bouillon : les critiques attribuables à l'un et l'autre de ces procédés s'équivalent au point de vue des résultats. Les cristallisoirs d'une même eau pouvant attendre plus ou moins longtemps leur dénombrement, il importe de faire les numérations de chacun d'eux quand on juge le moment propice, en notant le nombre de gouttes, de jours et le calibrage de la pipette employée.

Au laboratoire du Comité d'hygiène publique, on procède de la façon suivante en utilisant le numérateur à secteur, placé sur un fond noir et sur lequel on superpose la plaque à examiner.

Les colonies se détachent alors très nettement sur le fond noir du secteur, tandis qu'elles sont à peine visibles dans les autres parties de la plaque. L'opérateur, une plume à la main, marque sur les parois du cristallisoir les limites du premier secteur et compte toutes les colonies visibles sur champ noir. Cela fait, il fait tourner le cristallisoir et amène sous ses yeux un nouveau secteur faisant suite au premier, qu'il limite également par un trait de plume et dont il fait le dénombrement : ainsi de suite jusqu'à ce qu'il soit arrivé à son point de départ, toute la surface de la plaque ayant ainsi défilé devant ses yeux.

On fait cette lecture sur les 6 Pétri et la fiole Gayon, et on prend la moyenne des 7 observations.

Soit A, le nombre moyen des colonies correspondant d'après l'ensemencement à $1 + 2 + 3 + 4 + 5 + 6 + 3 = 24$ gouttes d'une pipette donnant par exemple 30 gouttes au centimètre cube, le nombre des colonies par centimètre cube sera $= (A \times 30) : 24$.

Dans les cristallisoirs Pétri, on ne tient compte des colonies formées par les mucédinées qu'autant que des résultats analogues sont obtenus dans les fioles Gayon. Dans celles-ci, en effet, il n'y a pas lieu de supposer avec autant de vraisemblance que les germes des moisissures ont été apportés par l'air ambiant au moment de la confection des plaques des cristallisoirs.

3° *Spécification.*

La détermination des espèces de tous les germes présents dans une eau, au moment où les échantillons ont été prélevés, est l'opération la plus difficile, la plus pénible et la plus longue des analyses, c'est aussi la partie la plus importante, surtout en raison de la spécification des bactéries pathogènes.

Étant en contact avec le sol, pouvant être exposées à recevoir les poussières atmosphériques, les résidus de tous les organismes sains ou malades, les déchets de toutes provenances, industries, hôpitaux, laboratoires, etc., etc..., les eaux peuvent devenir le véhicule de tous les germes de la nature pour lesquels elles constituent un terrain plus ou moins favorable à leur entretien, à la conservation de leur énergie ou virulence, à leur prolifération.

Les procédés de spécification seront donc ceux appliqués dans la microbie générale, les résultats sont limités à l'état actuel de la systématisation générale des bactéries, qui, malgré les progrès faits chaque jour, est bien loin d'être sinon parfaite, tout au moins précise.

C'est pourquoi nous sommes obligés de classer dans nos laboratoires un grand nombre de germes isolés de l'eau et de l'air, sans qu'il soit possible encore de les identifier avec une espèce déterminée.

Chaque espèce microbienne est loin d'avoir sa monographie bien déterminée, et, de ce fait, la plupart des spécifications des germes des eaux sont entachées d'une certaine insuffisance.

Nous devons ajouter que fort heureusement cette insuffisance n'est supportée que par les espèces saprophytes, les espèces pathogènes étant beaucoup mieux connues. Dans ce mémoire nous ne ferons qu'indiquer notre technique générale ; quant aux détails des spécifications il est indispensable de se reporter, comme nous l'avons déjà indiqué, aux ouvrages de microbie générale tels que ceux de Macé (1), de Thoinot et Masselin (2), de Duclaux (3) ou aux traités spéciaux de G. Roux (4), de Lyon, de Miquel (5) bien qu'il ne renferme que très peu de documents sur la spécification, de P. et

(1) Macé. *Traité pratique de bactériologie.* Baillère, 1900.
(2) Thoinot et Masselin. *Précis de microbie.* Masson, 1893.
(3) Duclaux. *Traité de microbiologie.* Masson, 1899.
(4) Roux. *Précis d'analyse microbiologique des eaux.* Baillère, 1892.
(5) Miquel. *Manuel pratique d'analyse bactériologique des eaux.* Gauthier-Vilars, 1891.

G. Frankland (1), de A. Lustig (2), de J. Eisenberg (3), etc., etc..,
enfin et surtout aux mémoires originaux.

Malheureusement, dans cet arsenal de documents beaucoup d'entre eux sont absolument insuffisants, d'autres contradictoires, confus, inexacts, un certain nombre d'auteurs ayant jugé utile de donner un nom à un germe sur quelques caractères superficiels, souvent accidentels.

C'est ce qui nous a fait dire que ce n'est qu'à la suite d'une longue pratique manuelle et personnelle de la bactériologie que l'on devient apte à effectuer utilement l'examen bactériologique des eaux; lorsque l'on a pu vérifier, juger par soi-même la valeur des travaux publiés, lorsque l'on a examiné un nombre incalculable de cultures, enfin lorsque l'on est rompu à la pratique bactériologique sous toutes ses formes.

D'une manière générale on examine la colonie lorsqu'elle est nettement développée, de préférence du huitième au quinzième jour, à l'aide d'une loupe ou de l'objectif O et de l'oculaire redresseur du microscope. On note toutes les observations que l'on peut faire : Non liquéfaction ou liquéfaction, ramollissement, viscosité de la gélatine au centre ou à la périphérie. Production de vésicules gazeuses, consistance, formes, dimensions de la colonie, coloration de la colonie, des zones, diffusion de la matière colorante dans la gélatine, dessin de la colonie, zones concentriques, filaments mycéliens, granulations, rayonnement, etc., etc..

On fait ensuite deux examens microscopiques, le premier en vue d'observer la motilité des germes, le second pour en déterminer les caractères morphologiques. A cet effet : 1° on prélève une faible partie de la colonie, en évitant avec le plus grand soin d'entraîner la gélatine, à l'aide d'un fil de platine que l'on a porté au rouge et laissé complètement refroidir. On délaie dans une goutte d'eau distillée stérile, sur une lamelle, et on examine avec les forts grossissements au microscope, sans éclairage Abbe, la gouttelette suspendue. On voit ainsi nettement la motilité des germes; 2° on fait un nouveau prélèvement de la colonie et délaie sur le porte-objet dans une goutte de solution étendue de rubine, on recouvre avec une lamelle et examine à des grossissements différents. On observe

(1) P. et G. Frankland. *Mikro-organism in water.* Londres, 1894.
(2) A. Lustig. *Diagnostica dei Batteri delle acque.* Torino, Rosemberg et Sellier, 1890.
(3) J. Eisenberg. *Bakteriologische diagnostick.* Hamburg und Leipzig, 1891.

soigneusement la forme des éléments, leurs groupements, si la mobilité a résisté à l'action de la matière colorante, les dimensions, la présence des spores, etc., etc..

A l'aide de cette première série de données il est déjà permis à un analyste suffisamment exercé de déterminer quelques espèces.

Quand ces renseignements ne peuvent permettre une conclusion, il convient de pratiquer des cultures sur différents milieux ; gélose, pomme de terre, bouillon, lait, strie et piqûre dans la gélatine, etc., etc. : on observe soigneusement les caractères morphologiques et biologiques produits sur chacun de ces milieux. On recueille ainsi généralement un faisceau de renseignements qui permettent d'identifier ce micro-organisme ou tout au moins de le classer près de l'espèce qui s'en rapproche le plus.

L'examen des cultures en bouillon non phéniqué fournit également des renseignements d'une grande valeur. L'odeur de la culture, sa réaction, sa coloration, la production de pigments verts, fluorescents, bleus, rouges, bruns, etc., de voiles plus ou moins épais, colorés ou non, le dégagement de gaz fétides (produit par les bactéries putrides), d'hydrogène sulfuré, d'acide carbonique, etc., etc., sont autant d'indices précieux pour la spécification.

Anaérobies. — Jusqu'alors nous n'effectuons pas de recherches spéciales sur le dénombrement et la spécification des microbes anaérobies. Les connaissances sur ce chapitre de la microbie sont, à notre avis, encore trop rudimentaires et les méthodes publiées trop imparfaites.

C'est donner des renseignements inexacts que d'indiquer, comme certains auteurs le font, le nombre des germes anaérobies contenus dans les eaux : la plupart de ces germes étant facultativement aérobies ou anaérobies peuvent être signalés deux fois.

Il faut se contenter actuellement de travailler cette question au point de vue purement scientifique, mais rester encore muet quant à son application, réservant ainsi aux analyses des eaux l'appui et l'assurance exclusifs des faits bien connus.

D'ailleurs, nous estimons que dans les cultures en bouillon ordinaire dans les fioles Pasteur remplies, soit en partie, soit jusqu'au goulot, le milieu de culture devient très rapidement et toujours énergiquement réducteur, comme il est facile de s'en convaincre, sous l'influence des germes aérobies toujours prépondérants dans les eaux et si avides d'oxygène ; les bactéries anaérobies sont donc à même de se développer, et, s'il y en a de pathogènes, nous les retrouvons à l'expérimentation physiologique.

4° *Recherche générale des espèces pathogènes ou suspectes et des associations dangereuses: Expérimentation physiologique* (1).

On laisse à l'étuve à 36 degrés pendant huit jours le bouillon non phéniqué renfermant 30 à 40 centimètres cubes d'eau.

Au huitième jour, à l'aide de cette culture, on pratique sur un cobaye une injection intra-péritonéale de 0 cc. 3 à 0 cc. 5 p. 100 du poids de l'animal. Il est important de ne pas s'écarter de ces chiffres dont la fixation est le résultat de très nombreuses expériences.

On suit exactement les variations de température du cobaye, en prenant la température rectale et le poids avant l'injection, puis la température un quart d'heure, une demi-heure, une heure, puis enfin d'heure en heure, pendant cinq ou six heures après l'injection.

On observe soigneusement l'animal en expérience. On continue à prendre la température et le poids, matin et soir, jusqu'au huitième jour seulement si, à cette époque, l'animal paraît complètement rétabli ; plus longtemps si cela paraît nécessaire.

Dans ces conditions, les cultures faites avec des eaux pures influencent très peu la température normale des cobayes, quelques dixièmes de degré de différence sur la température initiale dans un sens ou dans l'autre, mais généralement plutôt en augmentation qu'en diminution.

Les variations notables de la température, de l'état de l'animal, les abcès qui peuvent prendre naissance à la suite de ces injections, l'émission de selles diarrhéiques, l'hyperexcitabilité ou l'abattement, etc., etc., des animaux soumis aux expériences, sont autant d'indices qui peuvent éveiller l'attention et faire suspecter la présence de bactéries nocives dans les cultures des eaux qui produisent ces accidents. La spécification des bactéries, dans ce cas, doit être faite avec le plus grand soin.

Les grands écarts de température sont généralement suivis de la mort de l'animal dans l'espace de 24 à 36 heures, rarement plus tard.

(1) G. Pouchet et Ed. Bonjean. — Contribution à l'analyse des eaux potables : *Annales d'Hygiène publique et de Médecine légale*, février 1897.

On pratique le plus tôt possible l'autopsie, on observe soigneusement les lésions, et, avec des prélèvements effectués sur les sérosités péritonéale, pleurale, péricardique, ainsi que sur le foie, la rate, la bile, le sang du cœur, on ensemence des bouillons et d'autres milieux de culture. On fait des préparations que l'on examine immédiatement sous le microscope avec la surface du foie ; on examine également le sang du cœur.

Les sérosités donnent généralement des cultures impures, et, pour séparer les différentes espèces, il est indispensable de faire des cultures sur plaques de gélatine nutritive.

Le foie, la rate, la bile, mais surtout le sang du cœur, donnent souvent des cultures pures directement.

En tout cas, il est indispensable de se livrer à la spécification des germes recueillis dans les ensemencements faits avec le foie, la rate, la bile, le sang du cœur. Ce travail est d'ailleurs énormément facilité par la grande sélection d'espèces bactériennes qui se produit dans ces conditions.

C'est dans ces cultures que l'on peut retrouver les microbes pyogènes, les staphylocoques aureus, albus, le streptocoque pyogène, le micrococcus tetragenus, le pneumocoque, le bacillus pyogènes fœtidus, le coli-bacille, le bacille pyocyanique (1), la bactéridie charbonneuse, le vibrion septique, rarement le bacille typhique.

D'une part les lésions à l'autopsie, d'autre part les renseignements fournis par les cultures en bouillon, en peptone, en lait, sur la gélatine, sur la gélose, sur la pomme de terre, etc., ainsi que ceux fournis par l'examen microscopique, permettent d'identifier généralement le ou les germes isolés.

L'expérimentation physiologique appliquée dans ces conditions peut donner des renseignements des plus utiles, mais il ne faudrait pas vouloir lui donner une portée qu'elle n'a pas et lui attribuer une importance capitale et exclusive. Elle possède une valeur indiscutable lorsqu'elle a donné, à la suite de ces recherches, des résultats positifs, c'est-à-dire lorsque l'injection de la culture a déterminé la mort de l'animal et que l'on a reconnu, isolé et caractérisé, une espèce bactérienne pathogène bien déterminée dans

(1) Ed. Bonjean. — Le bacille pyocyanique dans les eaux d'alimentation. *Recueil des travaux du Comité consultatif d'hygiène*, t. XXVIII (1898), p. 226.

les cultures obtenues à l'aide des ensemencements prélevés sur l'animal à l'autopsie.

Mais, de ce que l'expérimentation physiologique appliquée dans ces conditions n'a conduit à aucun résultat appréciable, il faut bien se garder de conclure que l'eau examinée ne récèle pas de germes condamnables.

Un certain nombre des espèces pathogènes énumérées plus haut pourraient passer inaperçues, notamment le bacille d'Escherich et surtout le bacille d'Eberth.

Que cette recherche ait ou n'ait pas donné de résultat positif, nous effectuons toujours concurremment, d'une façon spéciale, comme nous allons l'exposer, la recherche et l'isolement de ces deux espèces bactériennes dans les eaux.

5° *Recherche spéciale du bacille-coli et du bacille typhique. — Expérimentation physiologique. — Séparation des deux espèces.*

Après 48 heures d'étuve, on ensemence à l'aide des cultures en bouillons phéniqués :

1° Des fioles Pasteur renfermant 15 centimètres cubes d'une solution de peptone à 2 p. 100.

2° Des cristallisoirs du milieu d'Elsner, avec des dilutions convenables.

On place les solutions de peptone ensemencées dans l'étuve à 42 degrés.

Après huit jours d'étuve, à l'aide des cultures en peptone :

a) On recherche l'indol par notre procédé qui est le suivant : dans un tube fermé d'un bout on introduit environ 5 centimètres cubes de culture, on ajoute 3 gouttes d'une solution aqueuse à 2 p. 1.000 de nitrite de soude, on fait tomber ensuite 3 à 4 gouttes d'acide sulfurique pur, on porte à l'ébullition, que l'on maintient quelques secondes. En opérant ainsi, nous mettons immédiatement l'indol en évidence mieux que par tout autre procédé, même quand il n'existe qu'à l'état de traces.

b) On pratique sur un cobaye une injection intra-péritonéale de 0 cc. 3 pour 100 grammes d'animal.

On met l'animal en observation et on relève soigneusement, comme nous l'avons indiqué précédemment, les températures, les poids, les variations d'état et accidents divers qui peuvent se présenter.

Dans le cas où les eaux examinées ne renferment que des espèces banales résistant à une première culture en bouillon phéniqué au millième, les animaux inoculés supportent sans inconvénients l'injection des cultures dans cette proportion.

Malgré tout le bénéfice que l'on peut tirer de l'application de l'expérimentation sur le cobaye dans ces conditions, il ne faut pas négliger d'effectuer la dernière partie des recherches que nous allons décrire, elle est la confirmation des épreuves positives obtenues précédemment et permet de retrouver le bacille typhique et le bacille-coli non virulents, ou les espèces très voisines, isolées les unes des autres.

Que l'expérimentation sur le cobaye ait ou n'ait pas donné de résultats appréciables, on procèdè finalement à l'examen des cristallisoirs de milieu d'Elsner.

Examen des cristallisoirs de milieu d'Elsner. — Ces cristallisoirs sont préparés, comme nous l'avons indiqué précédemment, avec les cultures en bouillon phéniqué au millième, qui ont servi à ensemencer en même temps les peptones sur lesquelles on a recherché la présence de l'indol et effectué l'expérimentation sur le cobaye.

Pour les ensemencements, on règle la dilution de façon à obtenir des plaques peu chargées de colonies. Généralement la dilution de 1 goutte de culture dans 10 centimètres cubes de bouillon est suffisante ; en prenant une goutte de cette dilution pour 10 centimètres cubes de gélatine Elsner, on obtient des cristallisoirs dont le nombre de colonies n'est pas exagéré.

On ne peut tirer aucun renseignement utile de l'examen des plaques après 24 ou 48 heures.

A cet âge, presque toutes les colonies ont le même aspect et ressemblent aux colonies de bacille-coli ou de bacille typhique.

L'examen doit être fait de préférence vers le huitième jour et même plus tard.

Les colonies qui cultivent dans ces conditions appartiennent à un très petit nombre d'espèces, souvent deux ou trois, quelquefois quatre, très rarement à un plus grand nombre.

Un examen microscopique minutieux des colonies et des prépations faites avec un prélèvement de ces colonies permet d'éliminer de suite un certain nombre de ces espèces représentées par des coccus (*coccus ureæ, coccus candicans, coccus plumosus*) ou de forts bacilles (*bacillus acidi lactici, b. albus, b. fluorescens longus, b.*

ureæ) impossibles à confondre avec le bacille-coli ou le bacille typhique.

Il ne faut pas attacher une trop grande importance à l'aspect de transparence ou d'opacité des colonies, qui est généralement variable avec l'âge de la colonie, sa situation dans la gélatine, son intensité de culture; il faut en attacher une plus grande aux caractères morphologiques des individus observés dans les préparations et, dans ce cas, lorsque le bacille est analogue ou se rapproche du bacille-coli ou du bacille typhique, on en fait des cultures en peptone en prélevant entièrement la colonie.

Après huit jours d'étuve, on ensemence avec la culture, comme nous l'avons indiqué précédemment, une série de milieux ainsi composée :

a) Strie sur milieu d'Elsner.

b) Strie sur gélose glycérinée.

c) Strie sur pomme de terre.

d) Piqûre dans la gélatine sucrée.

e) Lait.

f) Peptone sur laquelle on fait, après 24 heures, l'*épreuve du séro-diagnostic*.

g) Recherche de l'indol sur le reste de la peptone qui a servi à ces ensemencements.

h) Tube de gélatine à l'artichaut.

A l'aide de tous les renseignements fournis par ces cultures et ces réactions, on arrive à caractériser nettement soit le bacille typhique, soit le bacille-coli : on arrive aussi à isoler un certain nombre d'espèces très voisines des précédentes.

A la suite de ces recherches, qui doivent être conduites toutes de front, on est absolument éclairé sur la présence ou l'absence du bacille d'Eberth ou du bacille d'Escherich dans les eaux, et sur le degré de virulence de ces espèces.

L'introduction du milieu d'Elsner dans la technique bactériologique des analyses des eaux doit, à notre avis, être faite dans les conditions que nous indiquons pour en tirer un réel profit.

L'ensemencement direct des eaux sur ce milieu ne nous a jamais donné des résultats satisfaisants. Il est absolument nécessaire de faire une sélection parmi les variétés de germes qui existent dans les eaux, afin de se débarrasser d'un grand nombre d'espèces bactériennes, liquéfiant ou ne liquéfiant pas la gélatine, qui cultivent encore dans ce milieu.

La qualité prédominante de ce milieu d'Elsner est de constituer un terrain remarquablement favorable pour la culture d'un assez grand nombre de bactéries, parmi lesquelles surtout le bacille-coli, le bacille typhique également, bien qu'à un degré beaucoup moindre, et certaines espèces se rapprochant de ces dernières : mais il faut bien se garder de le considérer comme un milieu spécifique, comme on a eu des tendances à le faire.

* * *

On conçoit aisément qu'il est bien difficile, et on peut même presque dire impossible, de laisser échapper les indices permettant d'établir qu'une eau est contaminée lorsqu'elle a été soumise à toute cette série d'investigations.

Il demeure bien entendu que ces méthodes sont sans cesse perfectibles; et c'est ce à quoi nous nous efforçons en recherchant dans quelle mesure l'application des procédés nouveaux permet de leur apporter des simplifications ou des moyens de contrôle.

De la discussion de tous les résultats fournis, tant par les renseignements météorologiques, géologiques et sanitaires que par l'analyse chimique, l'examen micrographique, l'examen bactériologique et l'expérimentation physiologique, il est alors permis de déduire des conclusions aussi précises que possible sur la valeur hygiénique d'une eau au point de vue de son emploi dans l'alimentation humaine.

MELUN. IMPRIMERIE ADMINISTRATIVE. — 1958-1901, n° 294.

www.ingramcontent.com/pod-product-compliance
Ingram Content Group UK Ltd.
Pitfield, Milton Keynes, MK11 3LW, UK
UKHW020449180726
13839UKWH00004B/1724